CONGRÈS DE BORDEAUX

NOUVEAUX

APPAREILS PNEUMATIQUES

POUR ADMINISTRER

LE BAIN D'AIR COMPRIMÉ

COMMUNICATION

A LA SECTION DE MÉDECINE DE L'ASSOCIATION FRANÇAISE

POUR L'AVANCEMENT DES SCIENCES

PAR

LE Dᴿ J. A. FONTAINE

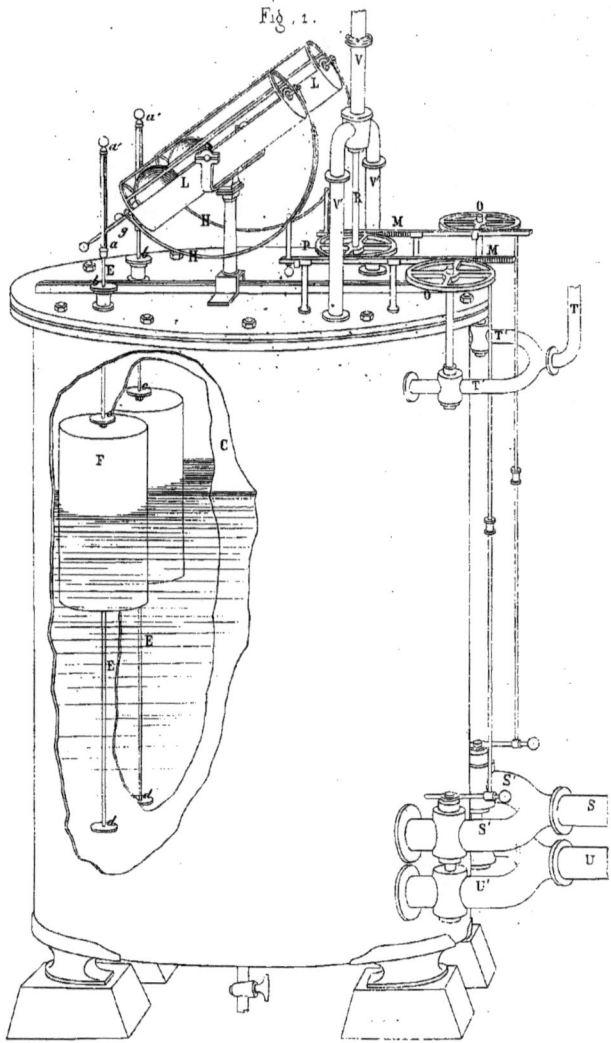

Fig. 1.

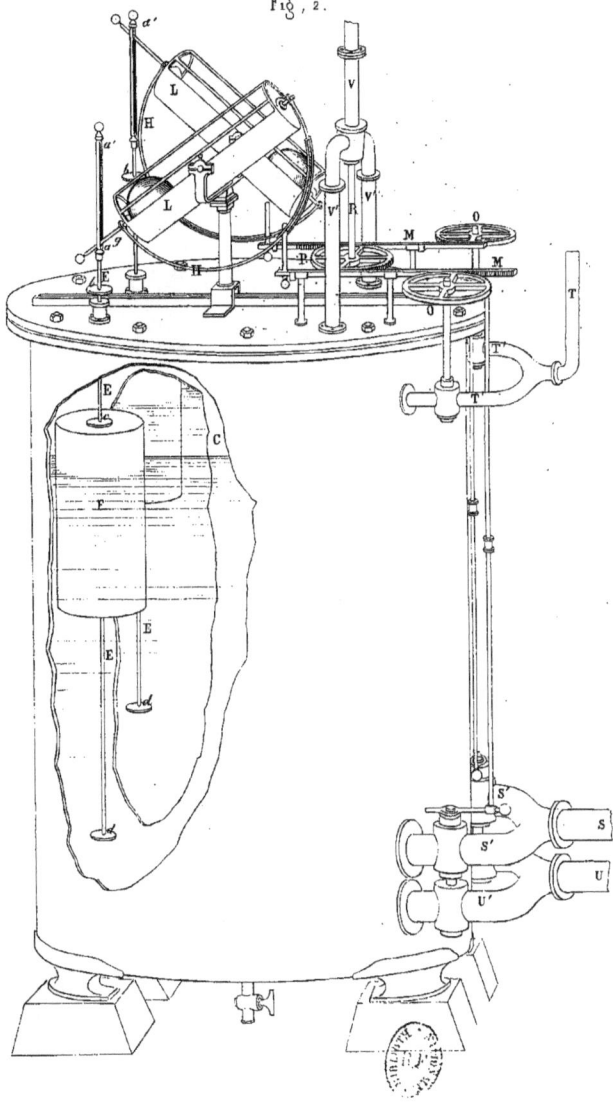

Fig. 2.

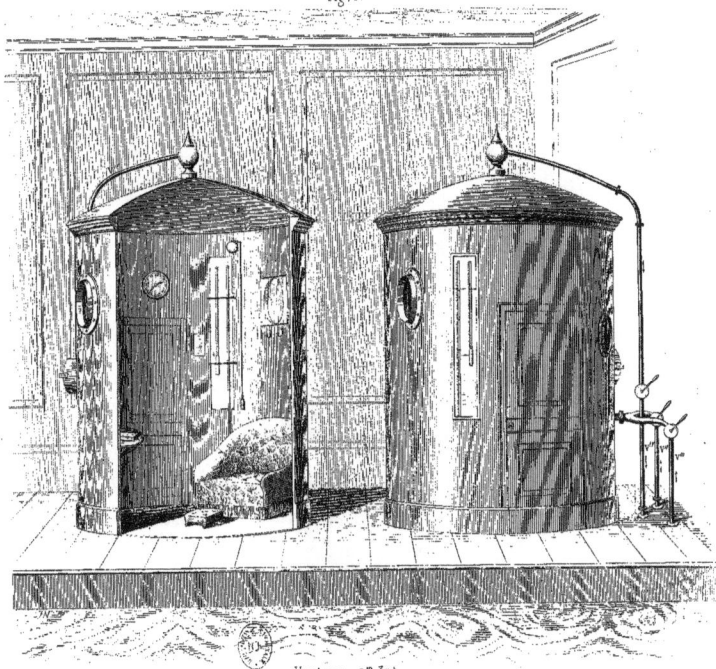

Fig. 3

Hauteur, 2ᵐ 30ᶜ

NOUVEAUX

APPAREILS PNEUMATIQUES

POUR ADMINISTRER

LE BAIN D'AIR COMPRIMÉ

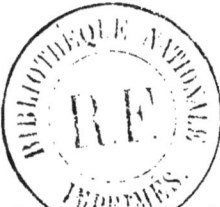

COMMUNICATION

A LA SECTION DE MÉDECINE DE L'ASSOCIATION FRANÇAISE

POUR L'AVANCEMENT DES SCIENCES

PAR

LE Dᴿ J. A. FONTAINE

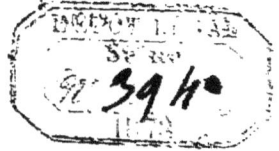

Dans sa séance publique du 22 mars 1852, l'Académie des sciences adoptant les conclusions d'une Commission composée de MM. Velpeau, Flourens, Roux, Andral, Rayer, Magendie, Lalleman, Duméril et Serre, chargée dans la distribution des prix Montyon de désigner les travaux de médecine et de chirurgie dignes de récompense, décernait à M. Tabarié une récompense de deux mille francs et une autre également de deux mille francs à M. Pravaz, pour les premières applications de l'air comprimé aux traitements des affections dont « les organes de la respiration peuvent être le siége. »

C'était le premier encouragement officiel accordé à la thérapeutique pneumatique. Depuis, un certain nombre de médecins se sont exclusivement consacrés — à l'étranger surtout — à l'emploi de l'air comprimé comme agent thérapeutique, et il existe actuellement en Allemagne, en Suède, en Danemark et en Russie de nombreux établissements médico-pneumatiques.

Les plus célèbres sont ceux de M. Rud de Vivenot, à Vienne, et du docteur Sandhal, à Stockholm. Dans ce dernier, subventionné par la Diète, plus de 80 000 bains déjà avaient été administrés en 1868. On cite les établissements pneumo-thérapiques du docteur Lange dans le

Holstein, et en Écosse, celui de MM. Mac Lead et Simpson.
En France, où elle a pris naissance, la médecine pneumatique ne paraît pas jouir d'une aussi grande faveur
qu'en Allemagne ; les établissements les plus connus sont
ceux de M. Bertin, professeur agrégé à la Faculté de
Montpellier, et de M. Pravaz, à Lyon. C'est au docteur
Bertin que sont dues les observations les plus nettes, les
plus précises et les plus concluantes qui aient été publiées
sur les effets thérapeutiques de l'air comprimé [1].

La Pneumo-thérapie n'a pour ainsi dire pas rencontré
de détracteurs ; tous les cliniciens qui ont employé le bain
d'air comme agent thérapeutique s'accordent à lui recon-
naître une grande efficacité dans le traitement de l'*asthme
catarrhal*, du *catarrhe chronique* et de l'*emphysème
pulmonaire* — guérison dans la grande majorité des cas
et toujours amélioration. — Les *bronchites chroniques*,
les *engorgements pulmonaires*, les *laryngites chroniques*,
l'*emphysème vésiculaire* guérissent fréquemment aussi
sous l'influence de bain d'air et sont en tout cas presque
toujours amendés ; de plus, ce qui paraît autrement im-
portant, quelques praticiens d'un savoir incontesté vien-
nent affirmer, s'appuyant sur de nombreuses observations,
que le bain d'air comprimé guérit *quelquefois* la phthisie
pulmonaire au 1er et au 2e degré et réussit *souvent* à en
enrayer la marche. Ceci admis : le bain d'air comprimé
souverain ou au moins utile contre la plupart des affections chroniques des voies respiratoires, c'est-à-dire des
affections qui en temps ordinaire fournissent le plus gros
contingent aux bulletins de mortalité : comment expliquer
que ce mode de traitement ne se soit pas vulgarisé davan-
tage ? Comment n'est-il pas à Paris en plus grande faveur
auprès du corps médical quand les maladies justiciables
du bain d'air y sont si nombreuses ?

La réponse est bien simple : le bain d'air comprimé

1. *Étude clinique de l'emploi et des effets de l'air comprimé dans le
traitement de maladies de poitrine.* A. Delahaye, 1868. Paris.

n'a pas pris dans la thérapeutique usuelle la place importante à laquelle son efficacité dans le traitement des affections pulmonaires chroniques semble lui donner droit, parce que :

1° Il n'a pas encore eu la consécration de l'*expérimentation à l'hôpital* qui seule peut, grâce à la critique qu'engendrent les recherches publiques et contrôlées, déterminer sa valeur[1] réelle et permettre d'en formuler avec le mode d'emploi les *indications* et *contre-indications ;*
2° Parce que les procédés actuellement en usage pour l'administrer sont *compliqués* et *coûteux.* Il faut, pour comprimer l'air, une machine à vapeur et par suite un mécanicien pour la chauffer et la diriger. Si l'on ajoute à cela les frais d'installation et la nécessité d'un personnel médical, on comprend facilement que le traitement des établissements médico-pneumatiques, efficace seulement lorsqu'il est suffisamment prolongé, n'est pas actuellement accessible aux malades de la classe ouvrière au sein de laquelle cependant les affections pulmonaires sont malheureusement très-communes.

De plus, ces procédés sont *défectueux,* car la température de l'air comprimé, température calculée à l'avance et obtenue artificiellement, ne saurait indifféremment être la même pour tous les malades, ni pendant toute la durée du bain. Certains d'entre eux, sous l'influence sédative de l'air comprimé, éprouvent une sensation de froid, malgré la légère augmentation de température qui résulte de la *compression de l'air par l'air,* sensation désagréable et qui peut être quelquefois nuisible. D'autres, au contraire, éprouvent la sensation inverse.

1. Les remarquables recherches de M. Paul Bert, professeur à la Sorbonne, sur les effets physiologiques de l'*air comprimé*, ont en quelque sorte préparé le terrain pour l'expérimentation de cet agent thérapeutique, et remis à l'ordre du jour la question de la *Médecine pneumatique.*

Aussi serait-il désirable de pouvoir faire varier la température du bain pendant le bain, suivant l'impressionnabilité du malade à la chaleur et au froid.

Le traitement pneumatique a contre lui actuellement : l'indifférence du corps médical qui ne se sent pas suffisamment éclairé, faute d'expérimentation officielle pour le préconiser et l'employer dans la pratique usuelle, le prix élevé du bain d'air, et enfin certaines imperfections de son mode d'administration ; mais en revanche, il aurait cette précieuse propriété de guérir *très-souvent* l'asthme catarrhal, le catarrhe chronique et l'emphysème pulmonaire ; de soulager *presque toujours* et de guérir quelquefois la plupart des autres affections chroniques de la poitrine, la phthisie pulmonaire [1] comprise et certaines névroses de la respiration exceptées.

Convaincu par la lecture de nombreuses observations de guérison, publiées par MM. Pravaz, père et fils, Sandhal, Rud de Vivenot et Eugène Bertin, de l'efficacité réelle du bain d'air comprimé, je me suis proposé de construire un compresseur automoteur qui permette d'administrer le bain d'air aussi *simplement* et presque à aussi *bon marché* que le *bain ordinaire* d'eau tiède.

Mes efforts n'ont pas été stériles, et je donnerai plus loin la description d'un compresseur domestique par pression d'eau qui satisfait à ces deux conditions.

Cet appareil simplifie de beaucoup le système de mise sous pression des malades dans les cloches ou baignoires, aussi je crois pouvoir dire qu'il est tout indiqué pour l'expérimentation à l'hôpital, de la méthode pneumatique. Placé sur le trajet d'une distribution d'eau et communiquant d'autre part avec l'égout, cet appareil donne une distribution d'air comprimé sous commande de robinet analogue comme régularité à celle du gaz d'éclairage. On pourra par conséquent l'employer pour admi-

1. Bertin. Ouvrage cité, observation 75 et les vingt-huit suivantes.

nistrer le bain d'air à *toute heure*, dans *toutes* les maisons et à *tous étages*, ce qui n'est pas possible lors-qu'on emploie comme agent de compression la machine à vapeur, laquelle demande l'intervention d'un ouvrier, la mise sous pression préalable et ne peut être installée que dans un local spécial.

L'administration du bain comprend la compression de l'air et la mise sous pression du ou des malades. On sait que la mise sous pression a lieu dans l'appareil Tabarié : une chambre en fer battu munie d'un tambour de communication, de fenêtres à verres épais et résistants et dont la porte se referme par l'excès de la pression intérieure sur la pression qu'elle supporte extérieurement. Une conduite y amène l'air sous pression dont la température a été artificiellement élevée ou abaissée, suivant la saison; une autre sert au dégagement de l'air chargé des produits de la combustion pulmonaire et de la transpiration pulmonaire et cutanée. Le bain dure deux heures; il se divise en trois stades : 1° accumulation de l'air, une demi-heure; 2° pression fixe, une heure; 3° dilatation de l'air, une demi-heure.

Le malade revient lentement à la pression atmosphérique comme il a atteint lentement la pression prescrite. La pression intérieure est mesurée à l'aide d'un mano-mètre, et l'opération de mise sous pression est dirigée par un aide. Les pressions employées varient entre 15 et 60 centimètres de mercure. Mais dans la plupart des établissements pneumatiques, on ne dépasse pas 30 centi-mètres ou 2/5 d'atmosphère.

Les chambres à air que je propose (fig. 3) sont presque identiques à celles de l'établissement médico-pneumatique de Montpellier. Elles en diffèrent en ce que l'air est distribué par deux robinets : un d'*air chauffé en hiver ou refroidi en été*, l'autre d'*air à la température de compression*. Cette température est sensiblement la même

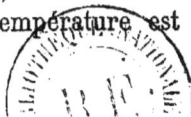

que celle du sous-sol, car la pression des distributions d'eau dépasse rarement trois atmosphères. Dans ces conditions, la chaleur dégagée par la compression de l'air est insignifiante. Les robinets sont munis de cadrans gradués et d'aiguilles indicatrices de leur section d'ouverture. Ils terminent les conduites V'' V''' qui vont à chaque cloche. V'' V'' sont les divisions terminales de la conduite d'air chauffé en hiver et refroidi en été — renflée en un point de son parcours sous forme de chaudière tubulaire, cette conduite est entourée d'un bain-marie d'eau chaude ou de glace suivant la saison — et V''' V''' celles de la conduite d'air à température de compression. Ces *deux conduites* sont les divisions du tuyau de dégagement d'air V (fig. 1 et fig. 2). Comme ce tuyau V est muni d'un régulateur de pression, le baigneur a à sa disposition deux robinets d'air d'égale pression et d'inégale température. Il peut alors administrer le bain d'air comme le baigneur des établissements publics prépare le bain d'eau tiède. Le mélange des deux veines gazeuses, lequel se fait dans un manchon qui aboutit au bas de la cloche, remplace le mélange de deux veines liquides. Dans les deux cas, le thermomètre est le guide. V^{iv} est la conduite de dégagement de l'air vicié par la respiration. Il est donc possible avec ce système de faire varier la température du bain en conservant la pression, ou inversement de faire varier la pression en conservant la température qui convient au malade. L'aide surveille le malade, le thermomètre et le manomètre à travers un œil-de-bœuf vitré, et, suivant les signes du malade ou les indications du thermomètre, il peut donner à l'air de la cloche l'élévation ou l'abaissement de tempérture nécessaire. Les cadrans gradués des robinets servent à maintenir, pendant la pression prescrite, la température voulue, en assurant en même temps le dégagement de l'air vicié par la respiration et la transpiration du malade.

Dans les cloches pneumatiques ordinaires, il est nécessaire de faire pénétrer par la pompe de compression de l'air qui au moment où il est aspiré est déjà refroidi ou réchauffé suivant la saison et suffisamment chargé de vapeur d'eau. Dans le système que je propose, l'air comprimé par l'eau vaporise une petite partie de cette eau, laquelle reste à l'état de vapeur ou se condense dans le manchon suivant la température qui résulte du mélange des deux veines gazeuses.

Donc, au point de vue de la pression et de la température (variables à volonté) et aussi de l'hygrométrie, le système que je propose paraît présenter toutes les conditions requises pour l'expérimentation de la méthode pneumatique.

A Paris l'eau de l'Ourcq coûte, prise par concession d'au moins vingt-cinq mètres par jour, 7 centimes le mètre cube.

Comme 10 mètres cubes d'air, quelle que soit la pression, ajoutés à celui que contient la cloche à la pression ordinaire, sont plus que suffisants pour un bain de deux heures, on voit que le prix de revient d'une séance dans la cloche pneumatique ne serait que de 0,70, si l'on employait cette eau comme agent direct de compression.

Si l'on raccordait le compresseur que je vais décrire avec une distribution d'eau de la Dhuys — 5 atmosphères — on pourrait l'utiliser pour mettre en mouvement une machine à air actionnant une pompe de compression. Les tuyaux V″ V‴ viendraient alors d'un réservoir d'accumulation d'air. Le *prix de revient* du bain d'air serait *moindre encore*, et cependant les trois inconvénients de la compression par la vapeur seraient également évités : on pourrait en effet placer cette machine à air à tous les étages, dans toutes les maisons, et l'on n'aurait nul besoin de l'intervention d'un mécanicien.

L'appareil que je propose a été décrit, dans une communication à la section du génie civil, sous le nom de compresseur domestique. Je lui conserve ce nom.

COMPRESSEUR DOMESTIQUE.

Le nouvel appareil que je vais sommairement décrire sous le nom de *compresseur domestique*, fonctionne par pression d'eau. Placé au sous-sol ou dans la cour et en communication avec la distribution de la maison et le tuyau de décharge qui se rend à l'égout, il fournit de l'air comprimé aux étages supérieurs par une conduite sous commande de robinets. C'est un cylindre en tôle (voir fig. 1, repos, et fig. 2, fonctionnement), divisé par une cloison médiane en deux réservoirs égaux et étanches. Chaque réservoir représente un corps de pompe semi-cylindrique, dont le piston est formé par l'eau de la distribution S : cette eau en le remplissant comprime et expulse l'air qu'il contient, et aspire ensuite, en s'écoulant à l'égout, un nouveau volume d'air extérieur qu'un égal volume d'eau sous pression comprime et expulse à son tour. Les deux réservoirs fonctionnent alternativement et de leur action intermittente résulte un débit constant d'air comprimé par les robinets de la conduite V qui se termine aux étages supérieurs. Comme on le verra plus loin, il suffit d'ouvrir ces robinets pour déterminer le fonctionnement du compresseur, et de les fermer pour l'interrompre.

L'eau pénètre dans cet appareil par les tuyaux d'émission S' S', divisions de la distribution S, et s'en écoule par les tuyaux U' U', origines du tuyau de décharge U qui se termine à l'égout ; l'air s'y introduit par les tuyaux d'aspiration T' T' et en sort, après avoir été comprimé, par ceux d'expiration V' V', qui alimentent à tour de rôle la conduite V. Chaque réservoir contient un flotteur F (cylindrique et percé d'un canal suivant son axe), lequel, par l'intermédiaire de divers organes automatiques, manœuvre, en temps utile, les robinets d'*émission* et de *vidange* et ceux d'*aspiration* et d'*expiration*.

Quand les dents du pignon O sont *à gauche* de la clef du robinet d'aspiration du tuyau T', ce robinet et celui de vidange sont ouverts, tandis que celui d'émission est fermé. (Les orifices des deux derniers sont percés à angle droit sur un axe commun qu'une tringle relie au pignon O.) Le contraire a lieu lorsqu'elles sont à droite.

Le robinet qui fait communiquer les tuyaux d'expiration V V' avec la conduite d'air V, est à double courant : deux orifices latéraux à angle droit et un orifice supérieur. D'où il suit que lorsqu'un de ces tuyaux communique avec cette conduite, l'autre ne communique pas avec elle, et réciproquement. Quand les dents *antérieures* du pignon P (denté seulement sur deux secteurs égaux et opposés), sont *à droite* de la clef R qui lui sert d'axe, c'est le réservoir *antérieur* qui communique avec la conduite ; c'est le réservoir opposé quand elles sont *à gauche*.

Fonctionnement. — La figure 1 représente l'appareil au repos, c'est-à-dire au moment où les robinets de la conduite d'air sont fermés. On voit par la *position* des dents des pignons O, O et P, que les deux réservoirs communiquent avec la distribution d'eau; que leurs robinets de prise d'air et de vidange sont fermés, et que c'est le réservoir postérieur qui communique avec la conduite V.

Dans les deux l'eau est maintenue en équilibre par l'air qu'elle a comprimé[1] : au moment où l'on ouvre aux étages supérieurs un ou tous les robinets de cette conduite, l'eau s'élève dans le *réservoir postérieur* et chasse manométriquement l'air qui y est emprisonné. Le flotteur qui monte avec l'eau s'arrête lorsqu'il rencontre l'arrêt *c* de la tige E, mais son mouvement continue aussitôt qu'un peu plus *immergé* il a acquis la petite force nécessaire pour soulever cette tige. Quand la commissure *a* est venue s'appliquer sous le prolongement *g* du balancier L, le mouvement du flotteur s'interrompt de nouveau, mais il recommence au moment où l'eau l'a presque entièrement immergé. Ayant acquis alors une force ascensionnelle suffisante pour soulever le balancier, il monte presque affleuré par le niveau de l'eau, soulevant le prolongement *g* jusqu'à ce qu'il vienne appliquer l'arrêt *c* sous la face inférieure du *stuffing-box*. A ce moment, le réservoir est rempli, mais comme le cheminement de la tige E a amené le prolongement *g* au-*dessus* de la ligne d'horizon qui passe par l'axe d'oscillation du balancier, le boulet contenu dans le bras gauche de celui-ci, passe dans son bras droit et en détermine la bascule. Pendant cette bascule, le bras coudé de la crémaillère M est entraîné brusquement de droite à gauche par la commissure droite[2] de l'ouverture du demi-cercle H. La marche de cette crémaillère, limitée par la rencontre de son arrêt de droite avec son support de droite, limite elle-même la bascule

1. Ainsi que l'indique la figure, le volume de l'air est réduit des deux tiers, la pression supposée étant de trois atmosphères.
2. En pratique, les commissures du demi-cercle H sont remplacées par des galets à gorge. Les croquis fig. 1 et 2 sont de trop petites dimensions pour qu'il ait été possible de dessiner ces galets.

du balancier. Le prolongement *g*, qui s'est mû librement dans le vide de la tige E, vient se placer un peu au-dessous de la commissure supérieure *a'*. Pour bien comprendre le fonctionnement de l'appareil, il faut examiner sur la figure 2 les changements de position que la bascule vient d'imprimer à la crémaillère M, et par suite au pignon O postérieur et au pignon central P. Cette figure montre la commissure *a'* en *contact* avec le prolongement *g*, parce que le réservoir est déjà vidangé en partie et que le poids de la tige E (laquelle vient précisément d'être abandonnée par le flotteur) est venu l'accrocher à ce prolongement.

Les dents du pignon O étant *à gauche* de la clef du robinet d'aspiration T, et les dents antérieures du pignon P étant *à droite* de la clef R du robinet d'air à double courant, il en résulte :

1° Que les orifices d'*aspiration* et de *vidange* sont ouverts ;

2° Que ceux d'*expiration* et d'*émission* sont fermés ; — ce qui entraîne la vidange du réservoir —

Et 3° que le tuyau d'expiration du réservoir antérieur communique *avec la conduite* V, ce qui permet à ce dernier de chasser à son tour l'air qu'il contient.

Voyons ce qui se passe dans le réservoir postérieur : l'eau s'en écoule et se rend à l'égout par les tuyaux U', U ; aussitôt que son niveau s'est suffisamment abaissé pour que le flotteur n'ait plus de force ascensionnelle, celui-ci descend jusqu'à ce qu'il rencontre l'arrêt *d*. La tige E descend aussi, mais pendant un instant très-court, car, comme on l'a dit plus haut, elle s'*arrête* aussitôt que sa commissure *a'* rencontre le prolongement *g*. Lorsque l'écoulement de l'eau a restitué au flotteur un poids suffisant — principe d'Archimède — pour abaisser par sa pression sur l'arrêt *d* de la tige E le bras gauche du

balancier et élever par conséquent le bras droit qui
contient le boulet et représente la résistance, son mouvement, un instant interrompu, continue jusqu'à ce
que l'arrêt *b* vienne s'appliquer sur la face supérieure
du *stuffing-box*. Comme à ce moment le prolongement *g* a été amené au-*dessous* de la ligne horizon-
tale[1] qui passe par l'axe du balancier, le boulet se trou-
vant sur un plan incliné descend dans le bras gauche et
le fait basculer. Pendant cette bascule la commissure
gauche du demi-cercle H pousse brusquement devant
elle la cremaillère M à laquelle elle restitue sa position
première. En revenant de *gauche à droite* cette crémaillère ne rencontre pas les dents postérieures du pignon P
qu'elle a épuisées pendant sa marche *de droite à gauche*,
et par conséquent n'opère pas le robinet de la conduite V;
mais elle ramène à droite le pignon O dont elle ne perd jamais les dents. En se reportant à ce qui a été dit on voit
que par son action sur ce pignon la cremaillère ferme les
robinets d'aspiration et de vidange et ouvre celui d'émission d'eau. Un nouveau volume d'air est donc emprisonné
dans le réservoir et l'eau de la distribution va le comprimer
jusqu'à équilibre manométrique. La *somme* des sections
des orifices de *débit* de la conduite V et les *sections* des
orifices d'*émission* et de *vidange*—tuyaux S'S' et U'U'—
doivent être entre elles dans des proportions telles qu'un
réservoir consomme plus de temps pour expulser l'air *comprimé* qu'il contient qu'en emploie l'autre pour se vidan-
ger et amener à sa compression maximum l'air aspiré. (Ces
sections se déterminent facilement par le calcul, étant
connue la charge d'eau moyenne de la distribution.) Il en
résulte que lorsque le balancier du réservoir *antérieur*
(lequel est dans son temps d'expulsion) basculera et
mettra par son action sur le robinet d'air le réservoir

---

1. Lorsque l'arrêt *b* repose sur le *stuffing-box*, la commissure *a'* est
un peu au-dessous de cette ligne.

postérieur en communication avec la conduite V, celle-ci sera comme auparavant alimentée par de l'air exprimant manométriquement la *charge d'eau* de la distribution. Le mouvement du double robinet opéré par les crémaillères est tellement rapide qu'il n'y a pas d'interruption dans l'alimentation de la conduite V, dont le débit est aussi régulier que celui des distributions de gaz.

J'ai dit que le robinet d'air n'était opéré par les crémaillères que pendant leur marche de droite à gauche : cela est ainsi parce que quand les dents *postérieures* du pignon P (fig. 1) ont été amenées à gauche (fig. 2) de la clef de ce robinet par la crémaillère M qui les épuise et peut, par conséquent, revenir de gauche à droite sans les rencontrer, ses dents *antérieures* ont été amenées à droite de cette clef, dans une position identique, vis-à-vis de la crémaillère qui les commande, à celle que les premières occupaient vis-à-vis de la leur. On voit que la crémaillère postérieure, en épuisant les dents postérieures du pignon, présente les dents antérieures de ce pignon à la crémaillère antérieure et réciproquement.

Lorsqu'on ferme les robinets de la distribution d'air l'équilibre se rétablit *immédiatement* dans le réservoir en expulsion et aussi vite dans l'autre que le double temps d'aspiration et de compression est achevé.

Pour nettoyer ou réparer l'appareil, il faut fermer les robinets d'émission, dévisser l'assemblage qui réunit le tronc de la distribution d'air au tuyau qui la continue, abaisser les brides qui relient les *deux* segments dont sont formées les tringles, puis ouvrir le robinet de purge de chaque[1] réservoir et enlever le couvercle commun.

Quelle que soit la force nécessaire à la manœuvre des robinets, il est toujours facile de l'obtenir en donnant aux boulets le poids nécessaire pour la produire et au flotteurs un volume correspondant. Que ces derniers soient

---

1. Un seul robinet est visible dans les figures.

grands ou petits, cela n'a aucune importance au point de vue de la consommation de l'eau. On n'aura jamais à en payer aux Compagnies de distribution, qu'elle soit livrée à l'abonnement ou au jaugeage, que les quantités présumées ou contrôlées, qui traverseront l'appareil en un temps donné. Si les flotteurs sont volumineux, la quantité d'eau qui pénétrera dans les réservoirs sera moindre que s'il sont d'un petit volume, mais les mouvements de leurs organes automoteurs seront plus fréquents.

La bascule des balanciers détermine *brusquement* la manœuvre des robinets, ce qui est une condition essentielle du fonctionnement régulier du compresseur, et cependant il n'est pas nécessaire que le balancier agisse par *choc*, car ce peut être tout à fait au début de cette bascule et sans vitesse acquise que ce balancier entraîne ou repousse sa crémaillère. On peut mesurer la dépense de l'eau *directement* en plaçant sur le couvercle de l'appareil un compteur piezométrique dont l'axe est opéré à chaque vidange par les mouvements des crémaillères ou *indirectement* par celle de l'air à l'aide d'un compteur à gaz.

La compression de l'air par l'eau se pratique dès longtemps à Schemnitz (Hongrie) pour l'épuisement des mines de sulfure de plomb et depuis quelques années à Paris pour la poste pneumatique de l'administration des télégraphes. C'est un système imparfait comme rendement, car il n'utilise pas toute la pression de l'eau, mais il est, en revanche, d'un emploi facile et d'une grande simplicité.

L'appareil que je viens de décrire supprimant l'intervention manuelle et, en réalité, transformant les distributions d'eau en distributions d'air sous pression, ajoute encore à la simplicité de ce mode de compression.

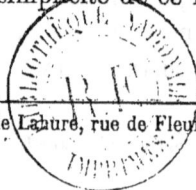

Typographie Lahure, rue de Fleurus, 9, à Paris.